NOTES CLINIQUES

RECUEILLIES

A L'HOTEL-DIEU DE MARSEILLE

PENDANT L'ANNÉE 1854;

PAR LE DOCTEUR SIRUS PIRONDI,

CHIRURGIEN EN CHEF AUDIT HÔPITAL,
MEMBRE CORRESPONDANT DE LA SOCIÉTÉ DE CHIRURGIE DE PARIS,
DE L'ACADÉMIE DES SCIENCES ET LETTRES DE MONTPELLIER,
ET DE L'ACADÉMIE ROYALE MÉDICO-CHIRURGICALE DE TURIN, MEMBRE DU CONSEIL
D'HYGIÈNE ET DE SALUBRITÉ DU DÉPARTEMENT DES BOUCHES-DU-RHÔNE.

PARIS

TYPOGRAPHIE DE HENRI PLON,

IMPRIMEUR DE L'EMPEREUR,

RUE GARANCIÈRE 8

1856

NOTES CLINIQUES

RECUEILLIES

A L'HOTEL-DIEU DE MARSEILLE

PENDANT L'ANNÉE 1854;

PAR LE DOCTEUR SIRUS PIRONDI,

CHIRURGIEN EN CHEF AUDIT HÔPITAL,
MEMBRE CORRESPONDANT DE LA SOCIÉTÉ DE CHIRURGIE DE PARIS,
DE L'ACADÉMIE DES SCIENCES ET LETTRES DE MONTPELLIER
ET DE L'ACADÉMIE ROYALE MÉDICO-CHIRURGICALE DE TURIN, MEMBRE DU CONSEIL
D'HYGIÈNE ET DE SALUBRITÉ DU DÉPARTEMENT DES BOUCHES-DU-RHÔNE.

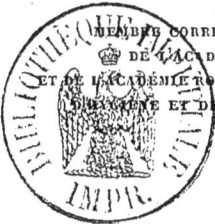

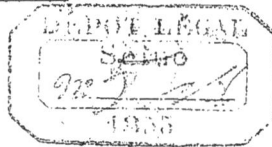

PARIS

TYPOGRAPHIE DE HENRI PLON,

IMPRIMEUR DE L'EMPEREUR,

RUE GARANCIÈRE, 8.

1856

AVANT-PROPOS.

Lorsqu'on se trouve placé à la tête d'un service hospitalier de quelque importance, on doit considérer comme chose utile et presque obligatoire de recueillir avec soin les faits qui se présentent et de les consigner ensuite dans des archives, en attendant que d'habiles architectes puissent, plus tard, se servir de ces divers matériaux et les faire concourir aux progrès de la science et de l'art.

Si cette deuxième partie de la tâche imposée aux médecins est la moins aisée comme la plus glorieuse à remplir, l'autre plus modeste peut devenir sans trop de peine l'apanage du plus grand nombre; et nous ne saurions y renoncer complétement sans faillir à la mission qui nous est confiée.

D'après cette manière de voir à laquelle nous nous sommes habituellement conformé, nous publions aujourd'hui un compte rendu des principaux faits observés par nous à l'Hôtel-Dieu de Marseille pendant l'année 1854. Malgré le roulement annuel admis pour les divers services, nous avons conservé pendant deux années de suite les salles exclusivement destinées aux maladies syphilitiques. Notre but était de compléter quelques recherches comparatives sur divers modes de traitement plus ou moins usités, et d'en établir définitivement d'autres sur l'efficacité desquels nous croyons être maintenant suffisamment éclairé. Cette période,

du reste, ne saurait être considérée comme trop longue
si l'on réfléchit à toutes les questions complexes et d'une
solution si difficile que cette partie toute spéciale de la pa-
thologie offre à l'observation.

Quoi qu'il en soit, ce travail a été préalablement soumis
à la haute appréciation de la Société de chirurgie de Paris,
et je crois ajouter considérablement à l'intérêt qu'il peut
offrir au lecteur en y joignant le rapport présenté à la docte
compagnie par M. le docteur Richet. La valeur scientifique
de ce chirurgien distingué et la légitime considération dont
il jouit rendent doublement précieuse pour nous l'opinion
qu'il a émise, quelle que soit d'ailleurs la légère dissidence
qui peut nous séparer sur une question secondaire.

L'essentiel pour nous, et surtout pour les malades confiés à
nos soins, était que les idées doctrinales qui guident notre
pratique fussent jugées favorablement. Or, sous ce rapport
au moins, il nous semble permis de nous féliciter de l'ac-
cueil fait à notre communication.

Marseille, 30 décembre 1855.

NOTES CLINIQUES

RECUEILLIES

A L'HOTEL-DIEU DE MARSEILLE [1]

PENDANT L'ANNÉE 1854,

PAR

LE DOCTEUR SIRUS PIRONDI,

CHIRURGIEN EN CHEF,

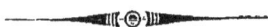

———◄▌◎▐►———

Le service qui nous a été confié pendant l'année 1854 comprend :

1° Une salle (Saint-Paul) de quarante-deux lits, destinée aux hommes atteints de syphilis ;

2° Une salle (Sainte-Madeleine) de soixante-dix lits, destinée aux femmes atteintes ou soupçonnées de syphilis ;

3° La salle des consignés, composée de deux petites pièces pouvant contenir vingt lits ;

4° La salle Saint-Job, destinée aux galeux.

I.

SALLE SAINT-PAUL.

Fermée temporairement dans les premiers jours du mois

---

(1) Rapport annuel adressé à la Commission administrative des hospices.

de mai, le nombre des malades reçus dans cette salle en 1854 ne s'est élevé qu'au chiffre de 94, ainsi classés :

Blennorrhagies simples. 22

Blennorrhagies compliquées, dont six d'arthrite et cinq d'orchite. 11

Blennorrhées. 4

Blennorrhagie suivie d'ulcération du scrotum avec hernie du testicule. 1

Chancres (huit à la couronne du gland, et deux près du méat). 10

Chancres avec adénite inguinale double ou unilatérale. 18

Phimosis (deux congénitaux et neuf consécutifs à des balanites et balano-posthites avec chancres). . . 11

Paraphimosis avec légère hémorrhagie de l'artère du frein. 2

Ulcères phagédéniques au pli de l'aine. 4

Adénites inguinales strumeuses. 5

Syphilides (deux squameuses, quatre pustuleuses dont une accompagnée d'iritis, et quatre de douleurs ostéocopes). 6

Total. 94

§ 1.

Blennorrhagie simple.

Je n'ai jamais été partisan de la méthode dite *abortive.* Rarement j'ai acquiescé à des essais de ce genre, et encore n'ai-je prescrit l'usage des injections que lorsque les premiers symptômes franchement inflammatoires avaient disparu; ce qui est arrivé (chez les sujets soumis à notre observation) du huitième au quinzième jour.

Nous avons employé les injections avec le sulfate de zinc (15 centigrammes sur 60 grammes eau distillée), avec l'a-

zotate d'argent cristallisé (5 centigrammes sur 60 grammes
eau distillée), et avec le baume de copahu mêlé par parties
égales avec l'huile d'amandes douces. Ce mélange est, de
tous les liquides injectés, celui qui nous a fourni les résultats
les plus douteux.

Le plus souvent j'ai confié au repos, aux bains locaux et
généraux, à l'abstinence de toute boisson alcoolique et à
l'usage continue du chiendent nitré (1 gramme ou 2 nitrate
de potasse par litre de liquide) le soin de combattre et de
guérir l'urétrite simple. La moyenne de la durée du traitement a été de vingt-trois jours.

Nous n'avons pas rencontré, du moins pour cette année,
une seule blennorrhagie qui fût assez franchement inflammatoire pour réclamer l'application de saignées locales.

Lorsque des érections nocturnes trop fréquentes ou une
vive cuisson pendant la miction tourmentent les malades,
nous avons employé avec succès les préparations de digitale,
et plus particulièrement le sirop, à la dose de une ou deux
cuillerées à bouche par jour. C'est un moyen très-efficace
qu'on ne saurait trop recommander.

§ 2.

Blennorrhagies compliquées.

A. Les six individus atteints d'arthrite pendant le cours
de leur blennorrhagie n'avaient jamais souffert de rhuma-
tisme antérieurement à cette époque ; et les renseignements
ascendants fournis par les malades constataient l'absence
de toute prédisposition héréditaire.

L'articulation du genou a été atteinte quatre fois sur six,
la tibio-tarsienne deux. Chez un seul individu, l'arthrite a
sauté du genou droit au poignet droit, pour revenir quarante-
huit heures après au genou gauche. Une seule fois aussi les
deux genoux ont été atteints en même temps.

L'apparition du gonflement articulaire n'a pas *arrêté* la blennorrhagie ; mais nous avons toujours constaté une diminution notable de l'écoulement.

Une fois déclarée, l'arthrite a persisté avec une intensité décroissante jusqu'à la cessation complète de la blennorrhagie.

B. L'orchite s'est présentée deux fois à droite et trois fois à gauche ; quatre fois elle s'est déclarée dès le troisième jour de l'apparition de l'écoulement urétral et lorsqu'aucun traitement local n'avait encore été employé.

L'inflammation du testicule, quoique très-vive, ne s'est en aucun cas terminée par suppuration. Son évolution a marché parallèlement à la diminution de l'écoulement blennorrhagique. La cessation complète de cet écoulement a coïncidé avec l'apogée de l'orchite ; de même la résolution de l'orchite a marché de pair avec la réapparition de la blennorrhagie. Il y a donc eu ici, et pour cette fois, une notable différence dans la marche de la blennorrhagie pendant l'arthrite ou pendant l'orchite.

Même différence a été notée par rapport au traitement suivi dans les deux cas. Ainsi quelques cataplasmes à peine tièdes et légèrement vinaigrés ont suffi, cinq fois sur six, pour amender d'abord la douleur et combattre ensuite le gonflement articulaire. Une seule fois on a dû recourir à l'usage des bains de vapeur, après avoir inutilement essayé l'emploi du chloroforme et quelques frictions avec l'onguent gris.

Contre l'orchite, au contraire, rien n'est plus efficace que l'usage local du chloroforme, qui diminue instantanément la douleur. D'ordinaire nous en faisons *badigeonner* deux ou trois fois par jour le testicule, en mêlant le chloroforme à une égale quantité d'eau. Cependant, une fois sur cinq, la douleur a persisté avec violence, et nous avons dû recourir à deux applications de sangsues près du pubis et sur le trajet du cordon.

L'induration du testicule a persisté après la cessation des symptômes inflammatoires, et n'a cédé qu'à l'usage *intus* et *extra* des préparations hydrargyriques. Là encore le traitement général de l'orchite blennorrhagique a différé de celui de l'arthrite. En effet, dans les six premiers cas de blennorrhagie compliquée, à part l'usage des cataplasmes, le traitement employé a été absolument le même que pour la blennorrhagie simple. L'arthrite a disparu, et l'écoulement urétral a toujours cessé sans avoir recours aux préparations hydrargyriques.

Cependant l'inoculation ne nous avait fourni aucun résultat caractéristique, ni dans les blennorrhagies suivies d'orchite, ni dans celles accompagnées d'arthrite. Je ne veux pas expliquer le fait; je me contente de le mentionner.

Deux fois sur cinq les individus ont quitté l'hôpital avec une induration assez prononcée de l'épididyme. Cette induration n'existant que d'un seul côté, je n'ai pu, à mon grand regret, renouveler les intéressantes recherches de M. Gosselin relatives à la présence ou à l'absence des zoospermes.

§ 3.

Blennorrhée.

Les quatre malades qui se sont présentés dans notre service, atteints de ce que l'on nomme vulgairement *goutte militaire*, avaient déjà essayé de toutes sortes de moyens, soi-disant curatifs, y compris le purgatif Leroy et l'eau sédative. Un de ces individus offrait encore un faible rétrécissement urétral à onze centimètres du méat.

Les quatre blennorrhées ont été combattues par la cautérisation *en spirale*, pratiquée d'après la méthode de M. Lallemand. Deux fois il a fallu revenir à une seconde cautérisation, à huit jours de distance de la première.

L'effet immédiat de cette médication *substitutive* a été

d'augmenter la sécrétion urétrale pendant les premiers jours (du troisième au cinquième); mais l'écoulement a complètement et définitivement cessé du douzième au seizième jour.

§ 4.

Blennorrhagie suivie d'ulcération du scrotum avec hernie des testicules.

L'énoncé de ce fait paraîtra sans doute quelque peu étrange à plus d'un syphilographe. Je suis cependant en mesure d'ajouter que c'est la deuxième observation de ce genre qu'il m'a été donné de recueillir à l'Hôtel-Dieu. J'avais en effet observé un fait semblable en 1852, chez un matelot anglais couché au n° 18 de la salle Saint-Roch.

Un homme de trente-deux ans, doué d'une bonne constitution, entre à la salle Saint-Paul, le 2 février, avec une blennorrhagie datant de cinq jours et ayant eu quatre jours d'incubation. Cet homme soutient n'avoir jamais eu antérieurement d'autres symptômes syphilitiques. C'est, dit-il, la première *coulante* qu'il contracte; il n'accuse pas de douleur vive le long du canal, dont aucun point ne paraît plus particulièrement sensible au toucher ni au passage d'une sonde de moyen calibre que je conduis lentement dans la vessie.

La couleur du muco-pus est normale, sans la moindre trace de sang; aucune érosion ni excoriation la plus légère sur la muqueuse du gland ou du prépuce, ni en arrière du méat, autant qu'on peut en juger par un minutieux examen.

Le 11 février, une toute petite pustule se présente au milieu du scrotum, à l'endroit même qui correspond au méat urinaire, lorsque la verge se trouve directement renversée en bas.

Le 15, la pustule est devenue un chancre; le 21, l'ulcération du tégument est complète, et, le 27, assez large et assez profonde pour intéresser les tissus sous-dermiques. Un bon tiers de la surface du testicule fait hernie à travers la plaie.

J'essaye l'inoculation à la face interne des cuisses avec le muco-pus urétral, et avec le pus provenant de l'ulcération du scrotum. Dans les deux cas le résultat est nul.

Malgré l'incertitude relative du diagnostic, encouragé par le premier fait déjà observé, je n'hésite pas à employer un traitement général antisyphilitique actif, tel que je l'avais déjà prescrit au matelot anglais susmentionné.

De jour en jour on a pu constater le resserrement de l'ulcère scrotal, la réduction du testicule et la diminution de l'écoulement urétral, qui a pourtant persisté jusqu'au 10 avril.

Dès le 18, la guérison a paru complète. Nous avons cependant gardé cet homme dans la salle jusqu'à la fin du mois, pour mieux nous assurer de la solidité de la cicatrisation obtenue.

§ 5.

Chancres.

Lorsque nous avons eu à traiter des chancres à leur début, nous avons évité la cautérisation, à laquelle nous préférons l'usage des douches à mince filet d'eau froide suivies d'un pansement pratiqué avec la poudre de calomel mêlé par parties égales au sucre de lait.

Dix fois j'ai pu constater des symptômes syphilitiques généraux coïncidant avec une induration non douteuse du chancre. Sept fois je n'ai pas trouvé la moindre trace d'induration, quoique les symptômes consécutifs fussent irrécusables.

J'ai vu des adénites doubles ou *bilatérales,* à la suite de chancres simples unitaires; dans quelques cas, au contraire, plusieurs chancres simultanément apparus autour du gland n'ont été suivis que d'une adénite unilatérale.

J'ai cru voir que les chancres superficiels sont plus fréquemment suivis d'adénites que les chancres profonds et en emporte-pièce.

L'adénite la plus étendue et la plus profonde que j'aie observée était placée au-devant et au milieu du pubis, au-dessus du ligament suspenseur de la verge. Le sujet de cette observation était atteint d'ulcérations chancreuses multiples au gland et au prépuce; une de ces ulcérations parvenait jusqu'à l'urètre. Toutefois la guérison du trajet fistuleux a pu s'opérer par les seuls efforts de la nature, sous l'influence du traitement général antisyphilitique.

Ce malade étant resté à l'Hôtel-Dieu en qualité d'infirmier, nous avons pu nous assurer depuis que la guérison de la fistule ne s'est pas démentie.

De toutes les préparations mercurielles, celles qui nous ont paru les plus efficaces et le plus rarement suivies de stomatite sont : le deutochlorure de mercure et l'hydrargyre soluble de Hahnemann. Je préfère même cette seconde préparation à la première, surtout lorsqu'on l'associe à l'aconit. La dose ordinaire a été de 25 milligrammes répétés deux ou trois fois par jour, très-rarement quatre.

Quant au traitement local de l'adénite inguinale parvenue à la période de ramollissement, je crois avoir peut-être rendu quelques services à la thérapeutique spéciale en faisant une nouvelle application de l'iode, dont, je l'avoue, on a quelque peu abusé dans ces derniers temps.

Quoi qu'il en soit, je déclare que depuis 1852 j'ai appliqué la teinture d'iode au traitement de deux cent vingt bubons parvenus à un degré de ramollissement plus ou moins avancé; et, à quelques exceptions près, les résultats obtenus ont dépassé tous les avantages qu'on peut se pro—

mettre par toutes les autres méthodes de traitement local généralement connues et admises.

Du reste, MM. Vidal (de Cassis) et Serres (d'Alais) ont été à même de vérifier les faits, et un grand nombre d'observations ont été recueillies par plusieurs internes de l'Hôtel-Dieu, notamment par MM. Brun du Bourguet, Bouisson et Blanc (1). Voici comment nous procédons :

Si le ramollissement est avancé, et la peau considérablement amincie, on applique d'abord un vésicatoire débordant de tous côtés les limites du ramollissement. Le lendemain (l'épiderme étant enlevé), on passe sur le derme dénudé une couche de teinture d'iode additionnée d'un tiers ou d'une moitié d'eau, selon le degré de sensibilité du sujet. On applique ensuite sur la partie un gâteau de charpie imbibée du même liquide, et l'on renouvelle ce pansement deux fois par jour.

Si le ramollissement de l'adénite est peu avancé et la peau épaisse, on renouvelle l'application du vésicatoire au bout de trois ou quatre jours, et le pansement se fait avec la teinture d'iode à peu près pure.

Sous l'influence de ce traitement local, la résolution de l'adénite s'opère en fort peu de temps. Elle est d'autant plus prompte que le ramollissement est moins avancé.

Ce mode de pansement n'a pas moins de succès, toutefois, lorsque la fluctuation est étendue et superficielle. On sent alors le pus se concréter pour ainsi dire de jour en jour sous les doigts, et la résolution s'opère encore assez vite.

Rarement il y a ulcération. Il est des circonstances toutefois où l'on ne peut éviter que le pus se fasse jour à travers les téguments par trop amincis; mais alors on constate sur le point culminant de l'abcès un tout petit pertuis, dont

---

(1) Ces observations seront prochainement publiées.

le diamètre ne dépasse pas ordinairement celui de la piqûre d'une lancette, et le recollement de la peau s'opère beaucoup mieux et en moins de temps que lorsqu'on a recours à toute autre méthode de traitement.

Nous devons cependant déclarer qu'ici comme partout, il ne peut y avoir de règle sans exceptions, et deux fois sur dix-huit il nous a fallu recourir aux injections iodées pour faciliter le recollement.

§ 6.

Ulcères phagédéniques.

Lorsque nous avons eu à combattre d'anciennes adénites ulcérées, affectant la marche serpigineuse, et offrant les caractères du chancre pultacé, plusieurs moyens locaux et généraux, y compris l'usage des ferrugineux, ont été essayés sans trop de succès.

J'ai eu alors l'idée de recourir à la cautérisation pratiquée avec la pâte de Vienne, et j'ai eu la satisfaction d'obtenir en fort peu de temps la cicatrisation d'anciens chancres phagédéniques passablement étendus.

Il importe seulement de faire remarquer que la pâte de Vienne a été appliquée, non pas *sur les bords mêmes de l'ulcération*, mais à 3 ou 4 millimètres *en dehors* de ces bords. En d'autres termes, toute la surface ulcérée doit être cernée par une ligne de pâte de Vienne, de manière à obtenir une inflammation adhésive entre les téguments et les parties sous-jacentes, en arrière et au-dessus des bords frangés de l'ulcération. Les tissus cernés par cette cautérisation s'éliminent bientôt par une suppuration convenable, et toute la plaie, modifiée dans sa vitalité, ne tarde pas à se réparer et à offrir une bonne cicatrisation.

§ 7.

Adénites inguinales strumeuses.

Il n'est pas rare que des individus atteints d'adénite strumeuse soient envoyés dans des services spéciaux, comme affectés de *bubons d'emblée.* Nous avons observé quatre cas de ce genre dans la période de cinq mois; et ce n'est pas la première fois que nous constatons combien la guérison en est difficile. Les frictions locales pratiquées avec l'iodure de potassium incorporé à l'axonge dans les proportions de huit sur trente; l'usage à l'intérieur du muriate de baryte, du proto-iodure de fer et des diverses préparations faites avec la feuille de noyer, tous ces moyens combinés, ou mieux encore employés les uns après les autres, ont produit d'assez bons résultats, mais sans amener une résolution complète. Et après deux mois à deux mois et demi de traitement, ces quatre individus ont quitté l'hôpital, conservant encore à la région inguinale de tout petits ganglions fortement indurés.

J'ai pu vérifier, dans d'autres circonstances, qu'un excès de marche ou de fatigue suffit souvent à ramener un certain degré de gonflement subinflammatoire sur ces restes d'adénites strumeuses; et, contrairement à ce qui arrive ailleurs, il s'en faut que ce retour inflammatoire soit le point de départ d'une résolution complète : le noyau primitivement induré persiste.

§ 8.

Phimosis.

Rien n'est plus simple que l'opération du phimosis, et quel que soit le procédé opératoire auquel on a recours, on est sûr d'avance que le résultat sera satisfaisant.

Il est cependant des cas où l'on ne peut pas pratiquer une circoncision complète, soit que le phimosis, étant incomplet,

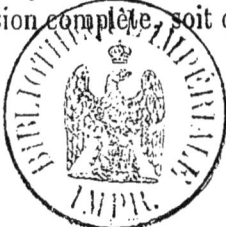

ne réclame pas l'excision, soit que les malades eux-mêmes se refusent à l'opération; ce qui arrive plus particulièrement lorsque cette petite infirmité est congénitale. Que ce soit, du reste, dans le but d'obvier à la pusillanimité des malades ou par convenance du chirurgien, on se borne souvent à l'incision du prépuce; et s'il est aujourd'hui généralement adopté de pratiquer cette incision à la partie supérieure et moyenne de l'enveloppe du gland, on a varié de différentes manières l'exécution de la chose. Ainsi, les uns incisent d'avant en arrière avec de gros ciseaux dits à bec-de-lièvre (1); d'autres incisent dans la même direction avec un bistouri guidé par une sonde canuelée; d'autres enfin coiffent la pointe d'un bistouri droit, à lame étroite, d'une boulette de cire, et après l'avoir glissé à plat entre le prépuce et le gland, tournent brusquement le tranchant en haut, traversent le prépuce à la hauteur voulue et complètent l'incision jusqu'au rebord préputial.

Il est assurément des cas où tous ces procédés peuvent être indifféremment appliqués; il en est d'autres, au contraire, où aucun d'eux n'est applicable. Ainsi, lorsque le prépuce est induré par suite de chancres, par exemple, accompagnés de balanite, il est à peu près impossible d'y faire glisser dessous les ciseaux ou le bistouri. D'un autre côté, lorsqu'on incise d'avant en arrière, on s'expose à voir fuir les tissus devant l'instrument tranchant; et s'il est difficile de prolonger exactement l'incision jusqu'au point voulu, il n'est pas plus facile d'obtenir que la peau soit incisée à la même hauteur que la muqueuse.

Ces motifs nous ont déterminé à pratiquer de tout autre

---

(1) M. Malgaigne a proposé un procédé opératoire mixte qui tient à la fois de l'*excision* et de l'*incision*. A l'aide de ciseaux courbes sur le plat, il emporte à droite et à gauche deux segments qui se réunissent par leur base à la partie supérieure du prépuce. Ce procédé est prompt, facile, et donne d'excellents résultats.

manière l'incision du prépuce. Après avoir introduit une sonde ou un stylet cannelé entre le prépuce et le gland, nous en faisons proéminer le bout précisément au point du prépuce où l'incision doit s'arrêter ; un bistouri droit est planté sur la peau que l'on traverse jusqu'à la canule, et l'incision est achevée *d'arrière en avant*.

Rien n'est plus facile que cette manœuvre, que nous avons fait souvent pratiquer par nos élèves (1). La rétraction ordinaire des tissus suffit à régulariser la plaie, et les deux lèvres latérales s'effacent peu à peu. Dans quelques cas, nous avons cependant facilité leur rétraction en les cautérisant avec une solution de proto-nitrate acide liquide de mercure.

§ 9.

Syphilides.

Les diverses syphilides ont cédé à un traitement hydrargyrique général. J'ai pu néanmoins constater par une comparaison clinique que le traitement de ces symptômes secondaires est plus court et plus radical lorsqu'on en complète la médication usitée par l'usage d'une décoction concentrée de salsepareille et gaïac, et surtout par les bains sulfureux.

J'ai trouvé sur un même sujet des papules, des pustules et des tubercules. Il nous a même été permis d'assister, pour ainsi dire, à la transformation des papules en pustules, et des pustules en tubercules.

Une iritis coïncidait avec une syphilide pustuleuse des plus marquées ; la cornée de l'œil droit a été prise d'ulcération

---

(1) Le professeur Riberi a depuis longtemps proposé un procédé qui est encore plus sûr. Le savant et habile chirurgien de Turin traverse d'abord le prépuce avec un stylet cannelé et aigu, qu'il fait glisser dans une sonde cannelée ordinaire. L'incision est ensuite terminée d'arrière en avant en faisant passer un bistouri droit dans la cannelure du stylet.

2.

huit jours après l'apparition de l'iritis, et alors que rien ne faisait soupçonner qu'elle dût participer à l'état morbide de l'iris. Il n'a pas été facile d'arrêter le mal ou de le maintenir au moins dans de certaines limites. Nous avons dû recourir à plusieurs applications de sangsues à la tempe, et les vives douleurs ressenties localement n'ont pu être apaisées que par l'usage d'un collyre ainsi composé :

> Eau de fontaine. . . . . . . 60 grammes.
> Extrait de belladone. . . . . 20 centigrammes.
> Eau de laurier-cerise. . . . . 12 grammes.

Le traitement général employé chez ce malade et chez un autre encore atteint de symptômes constitutionnels graves au larynx a été mixte ; c'est-à-dire, nous n'avons pas recouru exclusivement aux préparations antisyphilitiques proprement dites. Arrivé, en effet, au moment où ces deux malades semblaient en quelque sorte saturés de mercure, et où la maladie vénérienne n'était cependant pas arrêtée, nous avons employé l'extrait d'aconit à la dose de 40, 60, et jusqu'à 130 centigrammes par jour.

Dans les deux cas la guérison a été complète, et l'iritis n'a laissé d'autre trace qu'une tâche cicatricielle au tiers externe et inférieur de la cornée.

B. Quant aux douleurs ostéocopes et aux douleurs rhumatoïdes diurnes ou nocturnes, aucun médicament ne leur a été opposé avec plus de succès que l'iodure de potassium. Mais ici je signalerai un fait assez curieux, et d'autant plus frappant pour moi, que déjà je l'avais noté précédemment.

Parmi les malades atteints de douleurs osseuses ou musculaires, trois avaient pris antérieurement 2 grammes, 3 grammes, et jusqu'à 3-50 d'iodure potassique par jour, sans éprouver le moindre soulagement, et même avec quelque aggravation. Admis dans notre service, ils ont encore été soumis à la même médication, mais en commençant par 25 centigrammes seulement par jour, et en élevant cette dose graduellement à 50 centigrammes. Lorsque j'ai voulu la dépasser, les douleurs ont reparu ; en la conservant, l'amélioration a été progressive et soutenue. Toutefois la guérison n'a pu être obtenue qu'autant que l'on avait fait précéder l'usage de l'iodure potassique par un traitement hydrargyrique ou mixte.

Lorsqu'il y a exostoses, nous associons à la médication générale les frictions locales pratiquées avec l'extrait d'aconit sous forme de pommade, et dans les proportions de 10 sur 40 d'axonge. C'est un très-utile auxiliaire.

II.

SALLE SAINTE-MADELEINE

Trois cent onze femmes ont été amenées et retenues (1) dans cette salle pendant l'année 1854. Ce nombre est au-dessous du chiffre annuel ordinaire, car il faudrait encore en défalquer une trentaine qui, par récidive, ont dû rentrer à l'hôpital 2 et 3 fois dans la même année.

Cette notable diminution est facilement expliquée par ce fait, que, pendant les quatre mois d'épidémie cholérique, plus de la moitié de la salle est restée vide. Ce qui prouve que toutes les *classes* de la population ont payé leur tribut à l'émigration.

(1) Toute fille publique ou soupçonnée telle, arrêtée en contravention des règlements de police qui la concernent, est amenée à la visite de l'Hôtel-Dieu et n'est mise en liberté qu'après avoir été reconnue exempte de tout symptôme transmissible.

Ces trois cent onze malades ont donné lieu aux diagnostics suivants :

Blennorrhagies bâtardes. 56

Blennorrhagies utéro-vaginales. 62

Urétrites simples. 18

Chancres en emporte-pièce au col et à la fourchette. 58

Chancres à la fourchette, dont 2 avec cicatrices sur le col 58

Chancres au méat urinaire 2

Chancres au rectum. 2

Chancres du vagin simples ou multiples, dont 12 avec adénite 28

Kystes des grandes lèvres. 3

Abcès des grandes lèvres. 11

Fistules vagino-rectales. 3

Iritis syphilitiques doubles avec syphilides. 2

Ulcères phagédéniques à la vulve, à l'entrée du vagin, ou au pli crural. 7

Hypertrophie des grandes et petites lèvres. . . . 3

Végétations multiples et plaques muqueuses. . . . 9

Exostoses compliquées de phthisie pulmonaire. . . 3

Affections légères non syphilitiques ne réclamant, pour la plupart, que des soins de propreté. . . 36

Total. . . . 311

§ 1.

Une première remarque générale trouve ici sa place. Sur plus de trois cents femmes passées au spéculum, nous n'en avons peut-être pas trouvé dix chez lesquelles il n'y eût déviation plus ou moins prononcée du col, à droite ou à gauche, rarement en arrière, et plus rarement encore en avant. La latéro-flexion droite a été plus souvent observée que la gauche.

Sur ce même nombre les $4/5^{mes}$ au moins nous ont offert un peu d'hypertrophie avec induration du col; induration et hypertrophie qui ont persisté après la complète guérison d'autres accidents locaux.

Aucun des symptômes généralement attribués aux déplacements de la matrice et aux engorgements du col uterin n'ayant été accusés par ces malades pendant leur séjour à l'Hôtel-Dieu, et toutes nos investigations à ce sujet ayant fourni des renseignements négatifs, il semblerait permis de conclure qu'on a quelque peu exagéré, dans ces derniers temps, l'influence pathogénique de ces deux états. Peut-être même est-on autorisé, d'après une observation aussi souvent répétée, à accorder un surcroît de valeur aux idées de M. Malgaigne relativement aux névralgies du col utérin; et à la manière de les combattre par l'emploi du redresseur, ou, pour mieux dire, par l'usage du cathétérisme.

Il est, en effet, incontestable que la plupart des femmes que nous avons visitées à l'Hôtel-Dieu doivent depuis long-temps se trouver complétement à l'abri d'une trop grande sensibilité utérine; or, si chez aucune d'elles nous n'avons pu constater les effets généralement attribués au déplacement de la matrice, c'est que le déplacement de cet organe ne peut avoir des conséquences aussi sérieuses, lorsqu'il n'est pas accompagné d'une affection névralgique siégeant au col.

§ 2.

A. *Blennorrhagies.*

Les bains et les lotions locales fréquemment répétées suffisent dans beaucoup de cas pour combattre la blennor-rhagie bâtarde. Mais il faut souvent attendre par trop long-temps la guérison, si l'on en confie l'obtention uniquement à des soins de propreté.

Ici encore nous avons fait appel à la teinture d'iode suffisamment étendue d'eau. En *badigeonnant* trois fois par semaine les surfaces qui sont le siége de l'écoulement, il est rare que l'on soit obligé de recourir plus de cinq ou six fois à l'emploi de ce moyen sans en avoir obtenu la cessation complète.

B. Nous avons rarement observé la vaginite indépendante d'un écoulement puro-muqueux par l'orifice utérin.

Toutefois, nous sommes porté à croire que, dans ces cas, l'atteinte catarrhale de la muqueuse ne dépasse pas le museau de tanche. Et en effet, une légère cautérisation avec le nitrate d'argent fondu porté sur le col, et parfois même le pinceau imbibé tout simplement de la solution iodée, ont produit le résultat voulu.

A ces deux moyens locaux employés isolément ou simultanément, nous avons joint les injections froides et les bains sulfureux.

C. L'urétrite a été rarement observée seule, isolée, sans aucune complication du côté du vagin. Nous avons toujours rencontré une grande difficulté à les combattre, et contrairement à ce que nous avons observé dans l'écoulement vaginal, l'inoculation a donné lieu huit fois sur dix-huit à une ulcération chancreuse.

Onze fois la guérison n'a été obtenue que par un traitement antisyphilitique général. Sur ces onze malades l'inoculation, nous venons de le dire, n'a donné un résultat positif que huit fois. Et cependant, dans les cas où l'inoculation a donné une réponse négative, j'ai dû insister autant qu'ailleurs sur un traitement général pour obtenir une guérison complète.

§ 3.

Chancres.

A. Cinquante-huit fois l'ulcération chancreuse de la four-

chette a coïncidé avec un et rarement deux chancres en
emporte-pièce du col. Pendant cinq fois nous avons pu
assister à l'évolution du chancre de la fourchette, lorsque
nous avions déjà constaté l'existence du chancre au col
utérin.

Plusieurs observations fort curieuses à ce sujet ont été
recueillies dans notre service par un de nos internes (1), et
sans entrer, pour le moment, dans de plus longs détails, nous
noterons comme conséquence de ces diverses observations
que l'ulcération de la fourchette paraît être, à quelques exceptions près, consécutive au chancre du col. On la dirait
produite par l'inoculation du pus chancreux, qui du col, et
d'après la disposition anatomique des parties, doit forcément
aboutir et séjourner derrière la commissure inférieure des
grandes lèvres.

La conséquence pratique de ce fait est assez importante.
D'un côté, en effet, il signale l'utilité, la nécessité même
d'examiner attentivement le col utérin lorsqu'on trouve un
ulcère chancreux à la fourchette.

Le raisonnement ensuite, autant que l'observation, nous
prouve que, s'il existe réellement une relation de cause à
effet entre ces deux ulcérations, toute médication locale
dirigée contre la seconde ne pourra produire un résultat
convenable, tant que la première ne sera pas complétement
cicatrisée. Et si l'on songe d'ailleurs à ce que la plupart des
fistules vagino-rectales débutent précisément par ce que l'on
nomme un chancre *rebelle* de la fourchette, on comprendra
combien il est urgent de s'assurer s'il s'agit en effet d'un
chancre *initial* placé derrière la commissure inférieure des
grandes lèvres (ce qui est plus rare qu'on ne le suppose), ou
bien plutôt, s'il ne faut voir là qu'un chancre d'inoculation

---

(1) M. H. Blanc, actuellement chef interne aux hospices civils de
Toulon.

ayant sa cause et son *aliment incessant* dans un véritable chancre initial placé sur le col.

Il est facile de se rendre compte des bons et des mauvais résultats de la cautérisation dans les deux cas.

B. Nous n'avons pas l'habitude de traiter différemment l'ulcération chancreuse dans les deux sexes. Toutefois, ne pouvant appliquer et maintenir facilement en place la poudre de calomel sur le col utérin, et d'un autre côté comprenant, d'après ce qui précède, l'utilité d'arrêter le plus promptement possible la sécrétion virulente qui se produit et se répand avec une si fâcheuse facilité, nous avons dû recourir, en ce cas, à la cautérisation.

Mais il est ici une condition indispensable qu'il s'agit d'observer, et dont l'oubli peut conduire à des résultats différents de ceux que l'on désire.

Si la cautérisation d'un chancre n'est pas complète et assez profonde, on augmente en tous sens la surface ulcérée plutôt qu'on ne travaille à sa réparation. Nous préférons conséquemment l'emploi du proto-nitrate acide liquide de mercure à celui de l'azotate d'argent fondu ou cristallisé; parfois même, lorsque l'ulcération gagne trop en profondeur ou lorsqu'elle tend à se couvrir de végétations, je n'hésite pas à appliquer le fer rouge, et je n'ai pas eu à regretter cette pratique, quelque violente qu'elle paraisse. Elle n'est, du reste, nullement douloureuse.

Je noterai, en passant, que trois fois un peu de salivation s'est manifestée le lendemain ou le surlendemain du jour où nous avions cautérisé le col avec le proto-nitrate acide; j'ai également observé deux faits de ce genre en ville.

Cependant aucune de ces cinq malades n'était soumise à un traitement général hydrargyrique, et il est par cela même permis de voir dans ces faits une nouvelle preuve d'abord de la promptitude avec laquelle s'opère l'absorption par toute la surface des muqueuses et ensuite de la faible dose d'argent médicamenteux qu'il suffit parfois d'absorber pour donner lieu à des effets d'intolérance.

§ 4.

Chancres du méat.

Nous avons dit n'en avoir rencontré que deux dans le courant de l'année 1854, et nous pourrions ajouter n'en avoir pas observé antérieurement à cette époque. En tout cas, il n'y a pas lieu de regretter leur rareté. Sur deux nous en avons vu guérir un seul après trois récidives; le second a résisté à tous les moyens généraux et locaux, y compris le cautère actuel, et la malade est encore en traitement (mars 1855) sous la direction de celui de nos collègues qui nous a remplacé dans ce service.

§ 5.

L'adénite inguinale, suite de chancres, est beaucoup plus rare, ainsi qu'on l'a déjà constaté, chez la femme que chez l'homme.

Je ne l'ai pas vue coexister avec le chancre du méat ou l'ulcération de la fourchette. Elle est plus souvent bilatérale, et se ramollit plus promptement chez la femme que chez l'homme.

L'efficacité du traitement local par le vésicatoire et la teinture d'iode n'est pas moins constante que chez l'homme. Nous avons déjà dit comment doit être appliquée cette nouvelle méthode de traitement à l'adénite ramollie, et nous y reviendrons ailleurs dans un travail spécial.

§ 6.

Kystes et abcès.

Dans d'autres circonstances j'avais excisé les kystes des grandes lèvres, et je ne suis sans doute pas le premier à m'être aperçu combien leur dissection est longue, pénible, et non moins longue, ni moins difficile à obtenir la cicatrisation de la plaie qui en résulte.

Nous avons voulu mettre à profit l'innovation que l'on doit à la savante initiative de M. Velpeau. Après avoir conséquemment vidé les kystes à l'aide d'une ponction pratiquée avec le trocart, j'ai injecté par la canule une solution iodée. La guérison a été prompte, rapide et jusqu'à présent exempte de récidive.

Quant aux abcès des grandes lèvres, lorsque les malades entrent à l'hospice avant qu'ils se soient déjà ulcérés, nous préférons les ouvrir le plus promptement possible, et toujours sur la face cutanée.

C'est le meilleur moyen d'éviter ce que l'on nomme des *puits*, dont la guérison ne peut s'obtenir que péniblement, malgré l'incision et parfois même malgré l'excision partielle des parois.

§ 7.

Fistules vagino-rectales.

Les quatre trajets fistuleux que nous avons observés ont eu, d'après les renseignements que nous avons pu recueillir, leur point de départ à une ulcération chancreuse de la fourchette.

Sur deux sujets il existait des traces non douteuses d'anciens chancres sur le col. — Chez le troisième, nous n'avons trouvé qu'un écoulement puro-muqueux par l'orifice utérin.

Ces trois fistules s'ouvraient dans le rectum après avoir parcouru un trajet de 6 à 8 centimètres. D'après la nature de leurs bords parfaitement organisés, elles paraissaient de date ancienne, et cette circonstance, jointe à leur calibre, ne pouvait encourager aucune tentative de guérison radicale.

Toutefois nous avons voulu essayer la cautérisation proposée et pratiquée par M. Vidal de Cassis avec le nitrate d'argent fondu dans une sonde cannelée. Il n'y a pas eu de résultat notable, et ces trois femmes ont dû quitter l'hôpital avec leur infirmité (1). Cela m'a paru préférable à toute tentative majeure qui aurait aggravé probablement l'état des choses en déterminant un vaste cloaque plus dégoûtant encore que l'infirmité existante.

§ 8.

Ulcères phagédéniques et hypertrophies.

A. Nous avons mentionné précédemment l'utilité de la pâte de Vienne dans le traitement des ulcères phagédéniques. Cependant, dans deux cas de dégénérescence complète de la vulve, nous n'avons pas cru devoir nous exposer à détruire par ce moyen les quelques tissus encore sains qui entouraient l'ulcération, et nous avons préféré le cautère actuel, qui a été vivement promené sur tous les bords de l'ulcération.

Nous sommes revenu trois fois à l'emploi du fer rouge dans l'espace de trois semaines; l'aspect des plaies s'est considérablement amendé; leur surface a quelque peu diminué; mais il n'y a pas eu guérison.

B. A l'occasion de trois hypertrophies des grandes et des petites lèvres passées déjà à une dégénérescence cartilagineuse, nous n'avons pu obtenir la moindre amélioration; nonobstant l'usage des fondants locaux et la persistance d'un traitement général qui a successivement fait appel à tous les moyens usités.

Une seule fois j'ai tenté l'excision des petites lèvres comme moyen d'essai, et toute la difficulté qu'il y a eue pour obtenir

---

(1) Je regrette vivement de n'avoir pu connaître alors l'intéressant travail qui a été présenté dernièrement à l'Académie des sciences par M. Jules Cloquet. Il me semble que, malgré l'étendue de la lésion, le cautère actuel, méthodiquement employé, aurait pu obtenir sinon un succès complet, du moins une grande amélioration.

la guérison des plaies faites par le bistouri ne m'a pas engagé à recommencer.

§ 9.

Les différents symptômes de syphilis constitutionnelle ont généralement cédé ou se sont du moins amendés sous l'influence des préparations hydrargyriques, ou de l'aconit et de l'iodure de potassium, administrés dans les proportions précédemment indiquées.

Toutefois hâtons-nous d'ajouter que, chez les femmes de cette condition, il y a, dans quelques cas, une telle saturation mercurielle, et dans d'autres une si grande insubordination et une si profonde aversion pour toute espèce de médication intérieure, que l'on est, en général, obligé de s'en tenir à la disparition des symptômes transmissibles, parmi lesquels la plus scrupuleuse observation nous autorise à compter les végétations, les plaques humides et certaines syphilides. Nous nous permettrons, à ce sujet, de citer un fait fort curieux, et dont les principales phases se sont passées sous nos yeux.

Une jeune fille soumise à nos soins, et chez laquelle nous avions trouvé plusieurs végétations et quelques plaques muqueuses à la vulve, a des rapports avec deux jeunes imprudents inutilement avertis du danger qu'ils couraient : l'un est atteint, peu de jours après, d'un chancre au frein suivi d'un bubon bilatéral; l'autre n'a qu'une blennorrhagie accompagnée d'orchite, mais dont la guérison a été longue, difficile à obtenir, et a nécessité un traitement général hydrargyrique.

L'examen le plus minutieux n'a pu faire découvrir chez cette fille la moindre trace de chancre ou d'ulcération suspecte. Il y a plus : arrêtée dans une maison mal famée, et conduite à l'Hôtel-Dieu dès son arrivée à Marseille, cette fille prétend n'avoir jamais eu d'autres rapports qu'avec un homme de son pays (dans les Basses-Alpes) qui avait, selon son expression, des *verrues* à la verge. Je ne puis garantir cette dernière partie du fait; tout le reste est de la plus scrupuleuse exactitude.

§ 10.

La coïncidence de l'iritis syphilitique avec une éruption de syphilides a depuis longtemps été signalée, notamment par un excellent élève de M. Ricord, M. Melchior Robert, qui a publié à ce sujet un mémoire fort intéressant.

Les deux seuls cas de ce genre que j'ai pu observer à la salle Sainte-Madeleine n'ont offert aucune circonstance particulière digne d'intérêt. Je ferai seulement remarquer, en passant, que par crainte de cécité les malades ont fait exception à la règle, et n'ont pas refusé de suivre un long traitement avec exactitude et persistance.

Ici encore ce traitement a été mixte, c'est-à-dire qu'après un usage suffisamment prolongé de préparations mercurielles, nous avons prescrit l'extrait d'aconit aux doses sus-indiquées.

Des symptômes non douteux de chloro-anémie ayant succédé aux syphilitiques, nous avons eu recours au quinquina d'abord suivi de l'usage modéré du lactate de fer. Ces prescriptions, jointes à un régime alimentaire convenable, ont obtenu un plein succès.

Il est à remarquer que ces deux malades, malgré la gravité de leur état, ont été du petit nombre de ceux qui n'ont pas ressenti la moindre atteinte de l'influence épidémique.

REMARQUES GÉNÉRALES.

Je ne saurais terminer les quelques notes qui se rapportent à mon service des vénériens sans ajouter un mot sur les trois questions générales qui agitent les syphilographes, et qui me semblent destinées à les agiter long-temps encore avant qu'elles aient reçu une solution satis-faisante.

Ce sont : l'unicité, la syphilisation et la pluralité, ou, pour mieux dire, la dualité des virus syphilitiques (simple et infectant).

Je n'ai pas la prétention de vouloir traiter *in extenso* des questions de cette nature ; mais lorsqu'une observation attentive exercée sur une assez vaste échelle met à même de contrôler les principales idées doctrinales qui tou-chent à une partie quelconque de la science, il est du de-voir du praticien de raconter avec bonne foi et sans pré-vention aucune tout ce qu'il a vu ou du moins ce qu'il a cru voir.

1° Ce que l'on nomme la loi d'unicité veut que l'on ne puisse être atteint de la syphilis qu'une fois. S'il me fallait répondre catégoriquement à une pareille proposition, je dirais que jusqu'à présent elle ne me paraît pas parfaitement prouvée. Et en effet j'ai vu à l'Hôtel-Dieu, pour la pre-mière fois en 1852, deux individus atteints de symptômes constitutionnels non équivoques, à la suite de chancres avec adénite suppurée. Le premier malade portait un chancre induré à la partie latérale gauche du rebord préputial, et une adénite gauche encore ulcérée, mais en voie de cicatri-sation bien avancée. Malgré le traitement assez énergique commencé immédiatement, quelques syphilides papuleuses n'ont pas tardé à paraître, et elles ont été suivies par des engorgements très-prononcés des ganglions axillaires et cervicaux.

Cela se passait deux mois après l'entrée de ce malade dans notre service, et toutes nos plus vives instances n'ont pu le déterminer à prolonger plus de quinze jours encore son séjour à l'hôpital.

Cependant dix semaines plus tard ce même individu s'est

représenté de nouveau dans notre salle, se plaignant de violentes douleurs nocturnes avec exostoses considérables au-devant des tibias. Pour cette fois, il a montré assez de docilité pendant tout le temps nécessaire à une guérison complète. Mais (et c'est ici l'essentiel) voici l'aveu qu'il nous a fait : en 1845, il fut atteint pour la première fois de chancres avec blennorrhagie et orchite. Pressé de se rendre à Alger, il se contenta de la disparition à peu près complète des symptômes locaux et quitta l'hôpital de Montpellier, où il recevait les soins éclairés de M. Broussonnet.

Quatre mois après son arrivée à Alger, de nombreux abcès se formèrent à l'aisselle gauche, au pli de l'aine du même côté et à la nuque. Des douleurs ostéocopes et quelques exostoses disséminées durent éclairer bientôt le chef de service de l'hôpital militaire où ce malade avait été admis, et on lui fit subir un long traitement à la suite duquel il a joui d'une excellente santé jusqu'au mois d'octobre 1851, époque à laquelle il fut pris de fièvres d'accès à type tierce.

Rentré en France au mois de janvier 1852, cet homme avait déjà eu le temps d'oublier son ancienne maladie et ses derniers accès de fièvre, lorsqu'à la suite d'un coït impur il contracta la nouvelle infection vénérienne déjà relatée, et à cause de laquelle il a été admis à l'Hôtel-Dieu de Marseille.

Je le demande avec bonne foi, cet individu a-t-il été ou non deux fois atteint de symptômes syphilitiques généraux? Peut-on raisonnablement soutenir que la deuxième atteinte était une conséquence de la première incomplétement guérie ?

La deuxième observation nous semble encore moins douteuse que la première. Un mousse âgé de 14 ans, attiré dans une maison de débauche, contracte deux chancres avec balano - posthite. Voulant éviter une correction mé- -ritée, il cache d'abord son état, et ce n'est qu'au bout de

3

trois semaines que cet enfant est amené par ses parents à mon cabinet.

Les chancres sont cicatrisés avec une induration peu marquée, presque insensible. Je constate une balano-posthite, et de plus une adénite inguinale presque à son début. Je donne les prescriptions que je crois indiquées ; mais cet enfant, trop sévèrement mené peut-être, fuit la maison paternelle et s'embarque.

Revenu à Marseille en 1853, le jeune mousse, transformé en fort et vigoureux matelot, vient me voir avec sa mère, que je n'ai jamais complétement perdue de vue. Il a actuellement toutes les apparences de la meilleure santé. Interrogé, toutefois, sur ce qui s'est passé après son départ précipité, il nous apprend qu'en arrivant aux colonies il a dû entrer à l'hôpital, où il est resté gravement malade pendant six ou sept mois.

Quant à la nature de la maladie, il est facile de s'en rendre compte : d'après le récit du malade, et d'après les traces qu'il en conserve, la table interne du pariétal gauche a été détruite presque en entier ; une partie du coronal paraît avoir été entamée ; le cuir chevelu est sillonné de cicatrices dépourvues de cheveux, mais soigneusement cachées par une longue chevelure implantée sur le côté droit.

Pendant huit mois, ce matelot a fait les voyages de la côte d'Afrique sur un des paquebots de Marseille, et n'a jamais eu la moindre indisposition. Mais en décembre 1853 il contracte à Alger deux nouveaux chancres, situés au frein et près du méat à droite. Mal conseillé par des compagnons d'infortune, il a recours aux avis d'un *guérisseur* qui lui vend une pommade et deux bouteilles de soi-disant sirop dépuratif par lui préparé.

Au mois de février 1854, je reçois ce matelot et je le fais entrer à l'Hôtel-Dieu, salle Saint-Paul, n° 22. Il est

littéralement couvert de syphilides pustuleuses ; plusieurs
plaques humides existent au scrotum et près de l'anus,
il souffre de douleurs nocturnes intolérables aux épaules
et aux membres pelviens. La muqueuse nasale est le siége
d'un écoulement fétide ; quelques légères ulcérations se ma-
nifestent à la bouche, autour de la parotide gauche et en
arrière du voile du palais.

L'examen local offre le résultat suivant : 1° près du frein
une induration sous-muqueuse des plus considérables ;
2° une dépression cicatricielle à droite du méat ; 3° pas la
moindre trace cicatricielle des deux anciens chancres con-
tractés en 1847 ; 4° adénite inguinale à gauche suppurée.

Avec la meilleure volonté du monde, il est impossible
de ne pas reconnaître chez cet individu deux atteintes de
syphilis confirmée.

2° La syphilisation est considérée par M. Auzias-Turenne
comme une sorte de saturation des organes vivants par le
virus syphilitique.

Le résultat capital de la syphilisation serait l'immunité de
l'organisme, à la suite d'une succession de chancres. Il est
permis, si la doctrine est vraie, d'admettre deux sortes de
syphilisation : une naturelle et involontaire, qui s'opère pour
ainsi dire à l'insu de l'individu ; l'autre artificielle volontai-
rement pratiquée dans un but préservatif ou curatif.

Dans l'état actuel de la science, nous n'hésitons pas à
repousser d'une manière absolue la syphilisation artificielle.
Comme moyen thérapeutique, en effet, l'art médical en
possède beaucoup d'autres plus utiles et moins dangereux,
et au point de vue prophylactique, nous ne comprenons pas
qu'on puisse sérieusement proposer à quelqu'un de se laisser infecter dans le but de se préserver d'une infection dont
il n'aurait peut-être jamais été atteint.

Toutefois, en faisant à la syphilisation artificielle la part
qui lui revient, on ne peut nier que les idées de M. Auzias-

3.

Turenne ne soient justes pour ce qui concerne la syphilisation spontanée ou naturelle.

Il n'est peut-être pas un seul médecin placé à la tête d'un service spécial qui n'ait été à même de vérifier l'exactitude de la doctrine syphilisatrice ; il doit même y avoir divers degrés de syphilisation, et l'on ne peut affirmer avec exactitude si l'*immunité* contre de nouveaux chancres, malgré un coït impur, est temporaire ou définitive ; mais il est facile de s'assurer dans un service public, où l'observation peut se porter simultanément sur un grand nombre de malades, il est facile, disons-nous, de s'assurer que les individus ayant antérieurement été atteints de chancres guérissent en général beaucoup plus vite que ceux qui en sont infectés pour la première fois. J'ai observé à ce sujet un fait assez curieux, et sur lequel j'appelai l'attention des jeunes élèves qui suivaient la visite.

En 1850, j'eus à traiter à l'Hôtel-Dieu (salle Saint-Paul) deux malades, dont l'un, ancien militaire, tout récemment refusé comme remplaçant, portait tous les stigmates d'anciens chancres avec adénites ulcérées. L'autre, jeune homme de dix-sept ans, arrivant de son village, et placé en apprentissage chez un honnête industriel, n'avait jamais eu aucun rapport sexuel avant son arrivée à Marseille. Ces deux individus, l'un conduisant l'autre, s'exposèrent à un coït impur, à la même heure et à la même source. Ils furent reçus à l'Hôtel-Dieu le 29 mars, et je constatai à la visite du 30 : 1° un chancre de la couronne, avec balanite, chez l'ancien militaire ; 2° deux chancres, dont l'un au frein, avec rougeur vive et grande sensibilité du méat, chez l'apprenti.

Chez tous les deux il y avait un reste d'alcoolisme, suite d'intempérance. On ne put, du reste, avoir aucun renseignement positif sur le mode de développement de l'ulcération chancreuse. Il fut seulement bien constaté que la dernière maladie contractée par le plus âgé remontait à deux ans, et avait été traitée à l'hôpital de Grenoble.

Le même traitement général et local (1) a été appliqué à ces malades, chez lesquels une adénite inguinale et unilatérale chez le plus âgé, bilatérale chez le plus jeune, a promptement terminé par suppuration et ulcération, mais avec cette différence capitale que chez l'un le recollement de la peau et la guérison de tous les accidents primitifs a été l'affaire de vingt-huit jours, tandis que chez le jeune ouvrier il a fallu plus de quatre mois (jusqu'à la fin de juillet) pour combattre toutes les complications qui venaient de jour en jour retarder la guérison.

Depuis lors, l'expérience m'a souvent fait répéter que, par rapport au traitement des maladies vénériennes, les mauvais sujets qui *récidivent* ont plus de chances que les honnêtes garçons qui débutent.

Maintenant, s'il me fallait absolument décider si ces faits rentrent dans la sphère de la loi d'unicité ou dans celle de la syphilisation, je serais fort embarrassé. Ce qui me paraît le mieux prouvé, c'est que, si l'une et l'autre de ces deux propositions doctrinales sont sujettes à de nombreuses exceptions, elles peuvent aussi s'étayer de faits incontestables, qu'il n'est pas permis de repousser sous prétexte qu'on ne saurait pour le moment, et au point de vue pratique, en tirer un utile parti.

3° Existe-t-il un seul ou deux virus chancreux? Telle est la question que s'est posée dans ces derniers temps un syphilographe fort distingué, M. Diday (2). Cette question vraiment capitale, analysée avec un incontestable talent par

---

(1) Je n'avais pas encore, à cette époque, eu recours à la teinture d'iode.

(2) Voyez *Gazette hebdomadaire*, tome II, page 325 (1854).

le chirurgien de Lyon, a été déjà traitée *in extenso* par M. Bassereau (1).

Aujourd'hui, pas plus qu'en 1852, il n'est permis de reconnaître les caractères distinctifs à l'aide desquels on pourrait *à priori*, à la première inspection d'un chancre, décider si l'on a affaire au virus *infectant* ou au virus *simple*.

Les efforts les plus louables des praticiens devraient donc viser à trouver la base de ce diagnostic différentiel. Il n'est toutefois pas moins important de bien s'assurer d'abord si cette distinction de deux virus est réelle ou illusoire.

Lorsque M. Bassereau s'est prononcé en faveur de l'hypothèse qui admet la dualité des virus, il a étayé son opinion de trois sortes de preuves, historiques, rationnelles et expérimentales ou cliniques. M. Diday, dans ses *Mélanges de syphilographie* (2), adopte complétement cette hypothèse, et se déclare prêt à l'appuyer par des documents cliniques; et c'est par la clinique seule, dit-il, que l'on pourra juger cette importante question.

Cette manière de voir me semble on ne peut plus logique; et tout en prenant en sérieuse considération les présomptions historiques et rationnelles que l'on a déjà réunies, et que l'on réunira sans doute encore en faveur de la pluralité des virus, il est évident que c'est plus particulièrement à l'observation clinique qu'il faudra demander un arrêt définitif de cette délicate question.

Sans préjuger l'avenir, nous hasarderons ici notre faible contingent. Toutes les fois que nous avons pu suivre les phases d'une transmission et d'une évolution syphilitiques, nous avons constaté que tout chancre suivi de symptômes constitutionnels provenait d'une source où l'infection avait

---

(1) *Traité des affections de la peau symptomatiques de la syphilis*, par M. Bassereau. — Paris, 1852.

(2) *Loco citato.*

également atteint tout l'organisme. Je n'ai pas recueilli, à
la vérité, autant d'observations que M. Bassereau; mais
j'en possède cinq bien authentiques.

Toutes les fois au contraire que j'ai eu à combattre des
chancres bénins à cicatrisation facile, presque spontanée et
sans suite, j'ai pu constater la même bénignité chez la personne qui était accusée de la transmission. C'est surtout
dans la pratique privée que l'on peut recueillir des faits de
cette nature, car il arrive alors qu'on est souvent appelé à
donner des soins à l'*infectant* et à l'*infecté*. Ces faits
m'avaient frappé depuis longtemps, et j'avoue que je faisais
volontiers appel aux prédispositions individuelles. Cependant
des observations analogues venant à se multiplier, j'ai fini
nécessairement par me demander s'il fallait supposer qu'une
même prédisposition existerait toujours et par le plus grand
des hasards chez deux individus n'ayant rien de commun
entre eux qu'un fugitif rapport sexuel.

Je terminerai ces quelques considérations générales par
une dernière remarque. Puisque l'école syphilographique ex-
clusive, qui ne voit de syphilis constitutionnelle que dans les
conséquences du chancre induré, admet ou semble disposée à
admettre la dualité des virus chancreux, pourquoi repousse-
t-elle d'une manière si absolue l'opinion de ceux qui accor-
dent une violence syphilitique à certaines blennorrhagies, lors
même qu'elles répondent négativement à l'inoculation? Pourquoi exiger préalablement l'existence d'un chancre urétral?
Hypothèse pour hypothèse, j'aimerais encore mieux admettre
que le virus syphilitique est malheureusement doué de divers
degrés de force ou de concentration qui le rendent plus ou
moins redoutable dans son évolution, selon les conditions
dans lesquelles la transmission se fait, et peut-être parmi
ces conditions faut-il noter le véhicule au milieu duquel le
virus est élaboré et charrié; que cette élaboration ait lieu
plus souvent dans le pus chancreux que dans le pus blen—

norrhagique, nul n'oserait le contester, mais la rareté du
fait n'exclut pas la réalité de son existence. Du reste ceux-
là mêmes qui admettent des blennorrhagies syphilitiques, sans
chancre larvé, sont disposés parfois à ne pas considérer comme
suite d'accidents constitutionnels des symptômes généralement adoptés pour tels. Et pour ma part, j'applaudirai très-
vivement aux intéressantes recherches de M. Gosselin (1)
tendant à prouver que certains rétrécissements syphilitiques
du rectum, et même les condylomes, ne peuvent être classés
ni parmi les accidents primitifs ni parmi les secondaires, et
doivent être considérés comme des lésions de *voisinage*
tout à fait indépendantes de l'infection générale. On ne saurait trop encourager de pareils travaux en présence de
l'abus journalier des traitements antisyphilitiques.

III.

SALLE DES CONSIGNÉS.

Cette salle constitue depuis le mois de mai, conformément
aux instructions de M. le préfet, un service mixte de médecine et de chirurgie, sous la direction du chirurgien chargé
temporairement du service des vénériens.

Quatre-vingt-quatorze malades ont été soumis à nos soins
dans l'espace de huit mois : les uns provenant de la maison
d'arrêt; les autres de la prison du Palais; quelques-uns du
violon; plus un tout petit nombre envoyés par mesure de

---

(1) *Archives générales de médecine,* mois de décembre 1854.

discipline des autres salles de l'hospice : sur ce nombre on a compté :

Choléras graves.	44
Choléras légers.	5
Diarrhées prodromiques.	15
Fièvres intermittentes.	7
Impetigo sparsa.	1
Diarrhées d'Afrique.	5
Dyssenteries.	2
Trachéo-bronchite.	4
Bronchites.	3
Pleuro-pneumonie.	1
Gales.	3
Blessure multiple.	1
Fongus carcinomateux du nez.	1
Herpès du nez avec syphilides.	1
Érythémoïdes à la face.	
Affections vénériennes diverses.	4
Indispositions simulées.	2
Total.	96

§ 1.

La diarrhée d'Afrique est ordinairement observée à l'hospice civil chez des émigrants ayant déjà beaucoup souffert en Algérie et dont la plupart ont été épuisés par des fièvres d'accès rebelles à tout traitement. La cachexie est chez eux plus ou moins prononcée, et rarement on obtient un résultat satisfaisant de la médication employée, quelle qu'elle soit d'ailleurs.

Des cinq individus que nous avons eu à traiter en 1854, trois sont guéris, et deux ont succombé. Chez les premiers, les préparations ferro-quiniques aidées par un régime mixte ont assez promptement amené une notable amélioration. Chez les autres, au contraire, tout a échoué, y compris le sous-nitrate de bismuth, le nitrate d'argent, et bien d'autres préparations plus ou moins vantées, dans ces derniers temps, contre les affections de ce genre.

Du reste, parmi d'autres lésions, l'autopsie a révélé un ramollissement très-prononcé de la muqueuse intestinale, incompatible avec un retour à l'état normal; autant du moins qu'il nous est permis de le croire en présence des heureux efforts de la nature, couronnés parfois de succès en dépit de nos prévisions.

§ 2.

Deux prisonniers atteints de dyssenterie grave ont été apportés à l'hospice au commencement du mois de juin. Nous avons prescrit l'ipécacuanha suivant la méthode brésilienne (1), et le résultat a été des plus satisfaisants, quoique la maladie eût déjà une date un peu ancienne.

Cependant la guérison ayant été plus prompte chez l'un que chez l'autre, j'ai aidé aux effets de l'ipéca par deux petites injections iodées, pratiquées suivant les indications de M. Delioux (2).

_____

(1) Importée en France par M. Delioux, médecin en chef de la marine à Cherbourg. — *Bulletin général de thérapeutique*, 1851. — On prend de 2 à 8 grammes (suivant l'énergie de la médication que l'on veut instituer) de poudre d'ipéca ou de racine concassée d'ipéca, et l'on verse dessus 200 à 300 grammes d'eau bouillante. On laisse infuser pendant 10 à 12 heures; au bout de ce temps, on décante avec précaution, de manière à n'entraîner aucune particule du médicament, et l'on verse sur le marc une nouvelle quantité d'eau bouillante; on laisse encore infuser, et l'on décante toujours en réservant le marc; enfin on fait, suivant le même procédé, une troisième et rarement une quatrième infusion. Habituellement l'infusion est commencée le soir, et la décantation est opérée le matin au moment d'administrer le remède. De cette manière la même dose d'ipéca sert pendant trois jours; mais on peut aussi prescrire deux infusions par jour : la première infusion provoque aisément les vomissements, la deuxième moins, la troisième presque jamais.

(2) Voyez *Gazette médicale de Paris*, 1853, page 197.

On ne peut assurément rien conclure d'après un seul fait ; mais le résultat a été tel que je n'hésiterai pas, dans d'autres circonstances, à employer simultanément ces deux médications réunies.

§ 3.

Le 31 mai, un homme jeune encore est amené dans notre salle au moment de notre visite. Son facies inspire de vives inquiétudes. Examiné immédiatement, nous le trouvons atteint d'une pleuropneumonie du côté droit, avec hépatisation à peu près complète. Du côté gauche on commence à apercevoir du râle crépitant fin, dyspnée, crachats rares, couleur jus de pruneaux. Subdelirium ; légère sueur visqueuse, pouls misérable.

Quelque désespéré que parût le cas, nous avons eu recours à une médication active, et nos efforts n'ont pas été infructueux. Après avoir enveloppé le côté droit du thorax par un large vésicatoire, de légères frictions avec la pommade stibiée ont été pratiquées sur le côté gauche, le plus près possible du point où la crépitation se faisait sentir. Intérieurement nous avons administré le tartre stibié à dose fractionnée, soit 5 à 10 centigrammes dans 200 grammes d'eau distillée édulcorée avec le sirop de gomme, à prendre par cuillerées d'heure en heure.

Tous les symptômes se sont amendés dans l'espace de trois jours, sauf l'épanchement pleurétique resté stationnaire. Dès le 3 juin, le tartre stibié ayant donné lieu à quelques évacuations trop abondantes et à de fréquentes envies de vomir, la potion et les frictions ont été suspendues et remplacées par 2 grammes d'acétate potassique à prendre en deux fois, matin et soir.

Sous l'influence de ce médicament les urines ont augmenté d'une manière notable, et l'on a pu suivre de jour en jour les progrès de la résolution de l'épanchement pleurétique.

Toute médication a cessé le 20 juin, et cet homme a quitté l'hôpital le 28, parfaitement rétabli.

§ 4.

Je ne saurais trop louer l'action du kermès à faible dose dans les affections catarrhales des bronches, avec fièvre modérée, ou pour mieux dire, dans les fièvres catarrhales bronchiques légères. En général, on suppose que les effets de ce médicament sont d'autant plus certains, qu'on le donne à doses plus élevées. C'est une erreur. Du moins je le considère ainsi, et je tâcherai de mieux motiver ailleurs ma manière de voir à ce sujet.

Nous ne laisserons cependant pas passer cette occasion de dire que toutes les fois qu'il y a supersécrétion muqueuse dans les bronches avec un peu de fièvre, ou en un mot *bronchite*, si l'on pousse l'action du kermès jusqu'à effet vomitif, les voies aériennes se dégorgent momentanément pour s'obstruer davantage dans un court laps de temps. Si au contraire on se contente d'un effet dynamique, la toux diminue peu à peu, une expectoration abondante soulage bientôt et déblaye les voies aériennes ; et en général les glaires ou mucosités expulsées ne sont plus ni aussi promptement ni aussi complétement remplacées.

Dans les quelques cas que nous avons eu à traiter dans la salle des consignés, la guérison s'est opérée graduellement en peu de jours et sans fatigue pour les malades.

§ 5.

Un jeune homme assez vigoureux avait reçu dans la prison du Palais plusieurs coups de stylet, dont deux avaient porté au milieu de la masse du sacro-lombaire et long dorsal, et un sur le tiers antérieur de la crête de l'os iliaque. Aucun d'eux n'avait pénétré au delà des parties molles, et aucun organe important n'avait été lésé.

Toutefois l'émotion et la frayeur éprouvées par le blessé ont suffi pour déterminer une perturbation profonde dans les facultés intellectuelles.

Ce jeune homme a été pendant longtemps en proie aux hallucinations les plus étranges, et lorsqu'il a quitté l'hôpital, il ne se trouvait pas encore dans un état d'esprit bien normal.

En signalant ce nouvel exemple des fâcheux effets de la peur, j'ai voulu ajouter un fait de plus à ceux déjà cités dans un autre travail (1).

§ 6.

Depuis longtemps le soufre est justement considéré comme le spécifique le plus fidèle auquel on puisse avoir recours contre les affections chroniques de la peau.

De toutes ses préparations celle qui nous a paru la plus efficace dans la plupart des cas, c'est l'hydrate de soufre. L'absorption en est plus régulière, plus prompte, mieux supportée par l'estomac; plus prompts et plus sûrs en sont aussi les effets.

Nous avons recueilli une nouvelle preuve de l'efficacité de ce médicament sur un prisonnier qui était en traitement pour herpès au nez avec syphilides érythémoïdes à la face. On lui avait déjà et inutilement donné des préparations hydrargyriques, l'iodure de potassium et les ferrugineux : la maladie n'avait pas cédé.

Nous avons soumis le malade à l'usage de l'hydrate de soufre à dose d'abord de 25 centigrammes, puis 30 et jusqu'à 50 par jour. Ce traitement a été commencé le 28 mai. Dès la fin juin, il y avait une notable amélioration, et cet homme qui, à peine âgé de quarante ans, était pour ainsi dire défiguré, a pu quitter l'Hôtel-Dieu, le 30 septembre, parfaite-

---

(1) *Relation historique et médicale du choléra de Marseille en* 1854.

ment guéri, sauf une légère tache sur les points jadis occupés par l'affection herpétique. Je crois pouvoir évaluer à 42 grammes environ la quantité de l'hydrate de soufre administré dans l'espace de trois mois.

Ce traitement n'a pas été discontinué pendant l'épidémie cholérique, et nous verrons ailleurs (1) à quelle hypothèse nous avions été conduit par l'immunité complète dont a joui ce prisonnier pendant l'épidémie.

J'ajouterai, en terminant, que pour mieux juger des effets du médicament, il a été administré seul et sans le concours d'aucune tisane ou boisson dépurative.

§ 7.

Dans le travail que j'ai eu l'honneur d'adresser à l'Académie impériale de médecine, j'ai consigné le résultat de mes observations pendant l'épidémie cholérique, soit à l'Hôtel-Dieu, soit en ville.

Ne voulant pas revenir sur un sujet longuement traité, je donnerai seulement un résumé concis des faits observés dans la salle des consignés.

Sur quarante-quatre choléras graves, il y a eu dix-neuf guérisons et vingt-cinq décès.

Nous avons fait appel à toutes les méthodes de traitement, sans distinction de doctrine médicale. Les circonstances étaient assez graves, ce nous semble, pour que tout praticien pût se croire autorisé à ne repousser aucun secours thérapeutique, quelle que fût la main plus ou moins orthodoxe qui le lui offrît.

Le sulfate de strychnine, d'après la méthode Abeille, l'alcoolature d'ellébore blanc, les frictions avec l'huile térébenthinée, sont, à tout prendre, les moyens qui ont paru of-

---

(1) *Loco citato.*

frir les meilleurs résultats, sans être encore bien merveil-
leux. Il est toutefois juste de dire qu'il s'est toujours agi de
cas très-graves, où, par conséquent, la médication a été
employée *trop tard.*

Les cinq cas de choléra léger, ayant été apportés ou s'é-
tant déclarés dans la salle après notre visite, ont été d'abord
traités par les préparations opiacées : deux ont été trouvés
le lendemain en pleine réaction, mais suivis d'un narcotisme
inquiétant et dont il n'a pas été facile aux malades de se
débarrasser ; trois ont dégénéré en choléra très-grave, al-
gide, et sont rentrés, pour ainsi dire, dans la première caté-
gorie des quarante-quatre. Ils ont tous les trois succombé
vers la fin du troisième jour, avec des symptômes typhoïdes.
Contre la diarrhée prodromique ou prémonitoire, nous avons
ordinairement prescrit la tisane de gomme et pavot, les la-
vements amylacés et parfois la teinture de camomille ou les
granules de lactate de fer (1).

En général, les effets de cette médication ont été bons ;
mais elle n'a pas toujours arrêté la fâcheuse évolution de la
maladie. Parfois aussi les malades ont gardé cette diarrhée
qui paraissait *prodromique* pendant quinze ou vingt jours
sans l'apparition d'aucun autre symptôme cholérique, et par-
tant sans danger.

Les faits de ce genre se sont renouvelés même assez
souvent pour nous engager à admettre, en temps d'épidémie
cholérique, deux sortes de diarrhées : une qui est, pour
ainsi dire, inévitablement prodromique, et une autre qui
ne l'est jamais.

Du reste, l'observation la plus attentive ne fournissant
aucune donnée pour les distinguer *à priori*, il est aisé de
comprendre que cette distinction, fût-elle généralement ad-

---

(1) *Loco citato.*

mise, n'ôte rien au sage et salutaire précepte d'*arrêter* le plus promptement possible tout symptôme diarrhéique.

IV.

SALLE SAINT-JOB.

Cent quatre-vingt-douze galeux (hommes) ont été traités dans ce service pendant l'année 1854.

On a généralement employé la méthode Bazin, soit frictions avec savon noir, premier bain; frictions avec la pommade d'Helmerich, deuxième bain. La moyenne de la durée du traitement a été de trois jours.

D'où il suit que, moins heureux qu'à l'hôpital Saint-Louis à Paris, nous n'avons pas pu obtenir la guérison de la gale en un jour, même en quelques heures.

En supposant que les soins pussent être donnés ici par des infirmiers spéciaux avec autant de zèle qu'à Paris, il est d'autres causes qui doivent exercer une influence marquée sur la durée du traitement. L'ouvrier parisien est, en effet, généralement propre. Il peut prendre des bains gratuits dans toutes les *saisons*, et lorsqu'il se trouve atteint par l'acarus, on n'a à combattre chez lui que la reproduction presque instantanée de ce parasite.

A Marseille, l'ouvrier, souvent étranger à la localité, est d'ordinaire moins soigneux de sa personne ; et d'ailleurs la plupart des galeux qui entrent à l'Hôtel-Dieu sont de pauvres émigrants ou des individus de passage, dont la surface tégumentaire n'a peut-être jamais subi le contact de l'eau, du moins dans un but de propreté. Il en résulte que chez la plupart d'entre eux, non-seulement il y a à combattre la gale, mais encore des éruptions bâtardes ayant à peu près toutes une même source, la malpropreté ou la misère (1).

Cette circonstance, que nous voudrions signaler tout particulièrement à l'administration supérieure, indique assez la nécessité d'ouvrir à Marseille un établissement de bains chauds publics et gratuits, destinés exclusivement à la classe pauvre.

En attendant, nous avons cru pouvoir obvier, pour ce qui nous concerne, à cette lacune hygiénique, en proposant une mesure qui permette de débarrasser les galeux de leurs éruptions secondaires, sans les garder inutilement dans la salle à la charge des finances de l'hospice.

Des cartes avec une indication exacte sont délivrées aux ouvriers, et spécifient le nombre de bains auxquels ils ont droit. On les laisse conséquemment sortir de l'Hôtel-Dieu dès qu'on leur a fait subir le traitement nécessaire à la destruction des acarus : ils retournent ainsi à leur travail, sans danger de contaminer leurs compagnons, et reviennent prendre à l'hospice le complément de bains nécessaires à leur complète guérison.

Nous avons dû enfin signaler la construction d'un appareil provisoire, propre à désinfecter plus efficacement les vêtements plus ou moins contaminés des galeux.

Nous répéterons, toutefois, que le système employé dans les casernes et hôpitaux militaires belges nous paraît préférable à tous les autres généralement connus, autant par la

---

(1) Ces éruptions bâtardes ne sont assurément pas les seules complications de la gale. L'acarus scabieux peut exister et se reproduire sur un tégument atteint par toutes sortes d'affections chroniques ; mais, en ce cas, les malades sont admis dans un service spécialement destiné aux dermatoses, dont nous n'avons pas à nous occuper pour cette fois.

4

facilité de son application que par la simplicité des moyens d'exécution qu'il réclame.

Ce système consiste à soumettre les vêtements à un degré de chaleur assez élevé pour être incompatible avec l'existence des animalcules, et insuffisant toutefois à incendier les hardes. En un mot, on étend les vêtements dans un four dont la chaleur est calculée dans le double but que nous venons de spécifier.

RAPPORT

SUR LE TRAVAIL DE M. LE Dᴿ SIRUS PIRONDI,

PRÉSENTÉ A LA SOCIÉTÉ DE CHIRURGIE DE PARIS

AU NOM

D'UNE COMMISSION COMPOSÉE DE MM. BROCA, FOLLIN ET RICHET.

PAR M. LE Dr RICHET, RAPPORTEUR.

Ainsi que l'indique le titre, ce n'est point un mémoire spécial sur tel ou tel point de doctrine qu'a voulu nous soumettre notre confrère, mais bien un résumé de sa riche et déjà longue pratique, un compte rendu des faits qu'il a observés pendant l'année 1854.

Appuyé sur des observations nombreuses et variées, il passe en revue les diverses affections qui se sont présentées à lui dans cet intervalle, et les accompagne de remarques souvent originales et ingénieuses, sur lesquelles votre rapporteur devra fixer votre attention.

Le service à la tête duquel est placé le docteur Pirondi est un service de syphilitiques, et il se compose de cent trente lits répartis à peu près également entre les femmes et les hommes.

Pendant l'année 1854, le service des hommes, temporairement fermé à cause du choléra, n'a reçu que 94 malades ainsi répartis :

Blennorrhagies simples. 22
Blennorrhagies compliquées d'arthrite et d'orchite. 11
Blennorrhées. 4
Blennorrhagie suivie d'ulcération du scrotum et
   de hernie du testicule. 1
Chancres simples. 10
Chancres avec adénite. 18
Phimosis. 11
Paraphimosis. 2
Ulcères phagédéniques. 4
Adénites inguinales strumeuses. 5
Syphilides accompagnées d'iritis et de douleurs
   ostéocopes. 6
Total. . . 94

1° En ce qui concerne la blennorrhagie, nous n'avons à noter qu'un seul fait pratique, c'est que notre confrère recommande, comme très efficace pour calmer les érections, les préparations de digitale, principalement le sirop, à la dose d'une à deux cuillerées.

2° *Blennorrhagies compliquées.* — Sur 11 cas, 6 l'étaient d'arthrite et 5 d'orchite.

M. Pirondi admet comme incontestable la métastase blennorrhagique sur la synoviale articulaire ; et les détails dans lesquels il entre, quoique concis, sont bien propres, en effet, à entraîner la conviction. 4 fois sur 6 l'articulation du genou a été prise ; dans les deux autres cas, c'était l'articulation tibio-tarsienne. Une fois, le gonflement articulaire sauta brusquement du genou droit au poignet droit, pour revenir quarante-huit heures après dans le genou gauche.

Dans les complications d'orchite, notre confrère emploie avec avantage contre l'élément douleur l'anesthésie localisée au moyen du chloroforme étendu d'eau. Selon lui, rien n'est plus efficace que l'usage local du chloroforme pour diminuer instantanément la douleur. D'ordinaire, il en fait *badigeonner* deux ou trois fois par jour le testicule, en mêlant le chloroforme à une égale quantité d'eau. Je regrette beaucoup de n'avoir pu trouver encore l'occasion d'employer cette méthode, à laquelle, je dois le dire, je n'accorde pas, *à priori*, une grande efficacité, mais que je me promets d'essayer. Tous les chirurgiens savent combien sont quelquefois atroces les douleurs de l'orchite, à ce point qu'un de nos collègues a proposé de débrider la tunique albuginée pour les faire cesser. Si donc l'expérience confirmait les résultats obtenus par le chirurgien en chef de l'Hôtel-Dieu de Marseille, on pourrait dire qu'il a rendu un véritable service à l'humanité.

3° Je ne ferai que mentionner un cas de blennorrhagie observé sur un individu fort et vigoureux, sur lequel, par suite d'inoculation naturelle du pus sur le scrotum, il se forma une ulcération assez large pour que le testicule fît hernie à travers les lèvres de la plaie. Ce qu'il y eut de plus singulier dans ce cas, c'est que les inoculations artificielles du muco-pus qui s'écoulait par la verge et des liquides que sécrétait l'ulcération scrotale ne donnèrent que des résultats négatifs.

4° Le chapitre qui concerne les chancres mérite d'attirer toute votre attention, en raison de l'importance des questions qui y sont agitées. Dix fois, dit M. Pirondi, j'ai pu constater des symptômes syphilitiques généraux coïncidant avec une induration non douteuse du chancre ; sept fois je n'ai pas trouvé *la moindre trace* d'induration, quoique les

symptômes primitifs fussent irrécusables. C'est là, messieurs, une remarque d'autant plus précieuse, qu'elle émane d'un confrère haut placé
dans la science, qui observe depuis longtemps sur un grand théâtre, et
qui s'est acquis dans la spécialité des affections syphilitiques une haute
réputation. Aussi son opinion, mise dans la balance, devra-t-elle peser
d'un grand poids lorsqu'il s'agira de décider définitivement qui a tort
ou raison, de M. Cullerier affirmant avec nous que l'infection syphilitique générale peut être produite même par le chancre non induré, ou
de M. Ricord qui nie formellement cette possibilité. Il y a quelques
jours à peine que cette discussion agitait encore la Société de chirurgie.
Je ne crois donc pas opportun de chercher à la rouvrir; mais il est du
devoir de chacun d'apporter, puisque pour ainsi dire l'enquête est ou-
verte, les faits et les raisonnements qu'il croit propres à appuyer sa
manière de voir. Je me bornerai aujourd'hui à faire observer d'une
manière générale que ce ne sont pas toujours, tant s'en faut, les ulcérations les plus profondes qui sont le plus souvent suivies d'engorge-
ment ganglionnaire, et personne n'a contesté que les exulcérations les
plus superficielles soient celles qui donnent le plus fréquemment lieu à
l'adénite. On ne voit donc pas, *théoriquement*, pourquoi l'infection syphilitique ne pourrait pas aussi bien être le résultat d'un chancre su-
perficiel que d'un chancre profond. C'est là une réflexion qui m'était
venue lors du débat qui eut lieu dernièrement à propos du travail de
M. Hammer, et je trouve dans le travail de M. Pirondi des faits à l'appui de cette opinion. Suivant lui, en effet, les chancres superficiels
auraient plus fréquemment donné lieu à l'adénite que les chancres
profonds ou en emporte-pièce.

Le traitement de l'adénite inguinale survenue à la période de suppuration a subi entre les mains de M. Pirondi un heureux perfectionne-
ment. Je ne saurais trop engager ceux de nos confrères qui sont placés
dans une position toute particulière à l'expérimenter. Voici en quoi il
consiste :

Si le ramollissement est avancé et la peau considérablement amincie,
on applique d'abord un vésicatoire débordant de tous côtés le ramollissement. Le lendemain on enlève l'épiderme; on passe sur la surface
dénudée un pinceau enduit de teinture d'iode étendue d'eau dans la
proportion d'un tiers ou de moitié, et on recouvre ensuite d'un gâteau
de charpie imbibé de ce liquide. Ce pansement est renouvelé deux fois
par jour.

Si le ramollissement est peu avancé, on peut renouveler l'application du vésicatoire et panser avec la teinture d'iode presque pure.

Sous l'influence de cette médication, dit M. Pirondi, la résolution de l'adénite s'opère promptement, et alors même qu'on a constaté la fluctuation, on voit le liquide se résorber ou se concréter. Déjà 220 bubons ont été traités de cette manière, et ce n'est qu'exceptionnellement que le pus s'est fait jour à l'extérieur et a exigé un traitement spécial. C'est là un résultat bien digne d'attirer notre attention, et je regrette vivement de n'avoir pu apporter quelques faits personnels propres à éclairer la question. A leur défaut, je puis dire que ce qui me fait bien augurer de la méthode, ce sont les résultats obtenus par un mode de traitement qui n'est pas sans analogie avec celui-ci, et qui m'a donné plusieurs fois des résultats très satisfaisants. Je veux parler du procédé préconisé par un chirurgien militaire, M. Malapert, et qui consiste, après avoir dénudé la surface cutanée à l'aide d'un vésicatoire, à saupoudrer la surface dépouillée d'épiderme avec quelques centigrammes de sublimé corrosif.

5° L'opération du phimosis a fourni à notre confrère l'occasion d'une modification assez ingénieuse du procédé de l'incision. Voici en quoi elle consiste :

Dans le cas où l'ouverture préputiale est trop étroite pour que l'on puisse y introduire une lame de bistouri portant à son extrémité une boule de cire, on y glisse une sonde cannelée dont on fait saillir l'extrémité dans le lieu où l'on veut que l'incision commence. Alors on plonge la pointe de l'instrument dans la cannelure de la sonde, et on achève sur elle l'incision d'*arrière en avant*. On évite ainsi d'intéresser la muqueuse et la peau à des hauteurs différentes.

Ce procédé, ainsi d'ailleurs que le fait remarquer notre confrère, n'est lui-même qu'une modification de celui qu'emploie depuis longtemps le professeur Riberi, qui fait glisser dans la sonde cannelée un stylet pointu et cannelé lui-même, à l'aide duquel, après avoir perforé la peau de dedans en dehors, il conduit un bistouri d'arrière en avant pour achever l'incision.

Sans contester l'utilité de ces deux modifications opératoires, je ferai observer qu'elles ne remédient en aucune manière aux inconvénients reprochés au procédé de l'incision simple, auquel, pour mon compte, j'ai depuis longtemps renoncé. Celui que je mets en usage depuis plus de dix ans présente toute la simplicité qui caractérise celui de MM. Riberi et Pirondi ; il consiste dans l'excision d'un lambeau de peau en V, soulevé à l'aide d'une pince à dissection et emporté d'un seul coup de ciseaux à bec-de-lièvre. On obtient toujours ainsi une ouverture suffisante pour que le gland puisse être aisément découvert ; puis, au lieu d'avoir deux lambeaux pendants et disgracieux, on a une ouverture ovalaire régulièrement arrondie ; on n'est aucunement exposé à couper la peau et la muqueuse à des hauteurs différentes ; et enfin l'opération est aussi rapide et aussi facile que pour l'incision simple, même dans les cas où l'ouverture préputiale est considérablement rétrécie.

La deuxième partie du mémoire de M. Pirondi est consacrée à l'examen des maladies syphilitiques et de leurs conséquences chez la femme.

Sur un total de 344 malades reçues dans les salles pendant l'année 1854, on trouve :

Blennorrhagies bâtardes.	56
Blennorrhagies utéro-vaginales.	62
Urétrites simples..	18
Chancres en emporte-pièce au col et à la fourchette.	58
— à la fourchette.	8
— au méat urinaire.	2
— au rectum (à l'anus).	2
— du vagin simples ou multiples, dont 12 avec adénite.	28
Kystes des grandes lèvres.	3
Abcès des grandes lèvres.	11
Fistules vagino-rectales.	3
Iritis syphilitiques doubles avec syphilides. . .	2
Ulcères phagédéniques à la vulve, à l'entrée du vagin et au pli crural.	7
Hypertrophie des grandes et petites lèvres. . .	3
Plaques muqueuses.	9
Exostoses.	3
Affections légères non classées.	36
Total. . . .	344

Trois cents de ces femmes ont été examinées au spéculum, et dix à peine, dit M. Pirondi, étaient exemptes de déviation utérine ; or aucune d'elles ne se plaignait des accidents attribués aux déplacements de l'utérus : d'où il conclut qu'on a singulièrement exagéré les symptômes attribués aux flexions de cet organe.

C'est là une opinion que partage sans doute l'immense majorité des chirurgiens ; mais je crois qu'il y a exagération en sens inverse à admettre avec notre confrère et M. Malgaigne que les douleurs dont souffrent un certain nombre de femmes atteintes d'anté ou de rétro-flexion doivent être toujours et uniquement attribuées à une névralgie du col utérin. Le soulagement marqué qu'éprouvent un très grand nombre de malades de l'emploi des divers pessaires ou des ceintures hypogastriques vient déposer contre cette opinion exprimée d'une manière aussi absolue.

Sur 98 observations de chancres siégeant sur divers points des organes génitaux, notre confrère signale 58 chancres du col coïncidant avec l'ulcération chancreuse de la fourchette. Mais cette dernière est pour lui presque toujours la conséquence de la première ; en d'autres termes, le chancre du col entraîne le chancre de la fourchette, le pus qui s'en écoule s'arrêtant sur ce point et s'y inoculant fatalement. D'où cette conclusion pratique que dans les cas où on rencontre l'ulcération de la fourchette il faut, avant tout, examiner le col afin de détruire le chancre initial ; en négligeant cette précaution, on s'expose à traiter inutilement l'ulcération extérieure et à laisser la maladie s'aggraver et infecter l'économie. Voilà la théorie.

Pour mon compte, je l'accepterais volontiers si le premier point, le point capital, celui sur lequel tout le monde voudra être préalablement fixé, était démontré, à savoir, la constance du chancre du col dans les cas d'ulcération de la fourchette. Or c'est ce qui ne paraît point prouvé. Ceux de nos collègues qui ont observé à l'hôpital de Lourcine savent en effet combien sont rares les chancres confirmés du col, et, pour mon compte, pendant un séjour de trois années dans cet établissement spécialement consacré aux affections vénériennes, je n'ai pu en recueillir que cinq cas non douteux dans un service de 94 malades, bien que mon attention fût éveillée sur ce sujet, et que deux fois par semaine toutes les malades fussent examinées au spéculum.

Aussi, frappé par le chiffre considérable de chancres utérins mentionnés dans le travail de notre confrère, me suis-je empressé de rechercher sur quelles preuves se fondait une assertion aussi peu en rapport avec ce que j'avais vu de mon côté, et j'ai le regret de dire que ces preuves font complétement défaut.

C'est là une lacune que notre collègue, j'en suis certain, s'empressera de combler, ce qui lui sera facile d'ailleurs, puisque la plupart des observations sur lesquelles est appuyée l'opinion qu'il émet ont été recueillies, dit-il, avec soin par un de ses internes, M. H. Blanc, actuellement attaché aux hospices civils de Toulon.

Après plusieurs considérations qui ne manquent point d'importance sur le traitement des chancres chez la femme, sur trois cas de fistules recto-vaginales causées par des ulcérations chancreuses profondes de la fourchette, sur les kystes et abcès des grandes lèvres, sur les fistules, sur les ulcères phagédéniques, sur la transmission possible des accidents secondaires, particulièrement des plaques muqueuses de la vulve, et sur la coïncidence des syphilides et de l'iritis syphilitique, M. Pirondi arrive à des remarques générales sur la syphilis. C'est par l'observation clinique et non par les raisonnements qu'il a cherché sinon à résoudre, du moins à contrôler les principales idées doctrinales qui règnent actuellement dans la science ; ses opinions vous paraîtront mériter d'être prises en sérieuse considération tant à cause de la position éminente qu'il occupe qu'en raison du vaste théâtre sur lequel il exerce.

Relativement à ce que l'on est convenu d'appeler la loi d'unicité, il cherche à démontrer, en s'appuyant sur deux observations tirées de sa pratique, qu'elle n'est point aussi générale, aussi infaillible qu'on s'est plu à le proclamer. Toutefois, je dois dire que les deux faits sur lesquels s'appuie M. Pirondi ne remplissent pas toutes les conditions exigées récemment par M. Ricord pour le convaincre, et c'est là la raison qui m'a fait résister au désir que j'avais eu d'abord de vous en présenter une analyse.

Quant à la syphilisation, notre confrère de Marseille la repousse en pratique, mais il admet cependant qu'elle se fonde sur quelque chose de réel, à savoir : la difficulté plus grande qu'ont les individus antérieurement inoculés à contracter de nouveaux chancres et à subir les accidents d'infection générale. A l'appui de son opinion, il cite également quelques observations.

Enfin, M. Pirondi admet, avec MM. Bassereau, Diday et Clerc, la pluralité des virus syphilitiques, ou, pour mieux dire, deux sortes de chancres, le chancre bénin et non infectant, et le chancre infectant. « Mes observations, dit-il, sans être aussi nombreuses que celles de M. Bassereau, sont déjà cependant au nombre de *cinq*. » Il est à regretter qu'il n'ait pas cru devoir les consigner dans son travail.

Telle est la substance du mémoire que M. Pirondi a soumis à votre appréciation. Ainsi que je vous le disais en commençant, c'est un résumé de sa pratique et de ses opinions en syphilis, et vous avez dû remarquer qu'il est semé d'aperçus ingénieux et souvent originaux qui dénotent un praticien consommé. Mais ce n'est point là le seul titre qu'il présente à l'appui de sa candidature de membre correspondant. Depuis longtemps notre confrère est connu par ses nombreux écrits et publications dans la presse périodique; nous en donnons ci-après un exposé. De plus, il est chirurgien en chef de l'Hôtel-Dieu de Marseille et l'un des praticiens les plus répandus et les plus estimés de cette grande ville. Nous vous proposons donc à ces divers titres :

1º De nommer M. le docteur Sirus Pirondi membre correspondant ;

2º De déposer honorablement son travail dans les archives de la Société à titre de document très intéressant à consulter.

DISCUSSION.

M. CULLERIER a essayé le traitement des bubons par les vésicatoires suivis de diverses applications médicamenteuses, sublimé, onguent mercuriel, sels de cuivre, iode; tout le résultat produit lui semble dû dans cette méthode au vésicatoire.

L'application des prétendus résolutifs lui a paru dans un cas être la cause d'un abcès énorme; dans d'autres cas, il a cru pendant quelques jours à la résolution, et la suppuration n'en a pas moins eu lieu.

— Une discussion s'engage sur la fréquence du chancre du col et sur la propriété qu'il aurait de produire un chancre secondaire à la fourchette.

M. CULLERIER croit les chancres du col moins rares que M. Richet ne le pense, mais cependant moins fréquents que ne le dit le chirurgien de Marseille; ils siègent à l'orifice même du col, c'est-à-dire au museau de tanche; mais il n'assure pas qu'ils s'inoculent aussi aisément à la fourchette.

M. MOREL-LAVALLÉE a vu souvent aussi les chancres du col; il dit de plus que, par le fait des transformations qu'ils subissent, il devient difficile de les reconnaître, si ce n'est par l'inoculation. Trois fois ils coïncidaient avec le chancre de la fourchette. Mais souvent ces deux manifestations sont isolées, et M. Morel ne conçoit guère comment le premier produirait si constamment le second, quand il songe que, la paroi du vagin étant toujours au contact, le pus n'a pas plus de tendance à se porter en arrière que partout ailleurs; quand il y a coïncidence, pourquoi ne pas admettre que le pénis chancreux a produit la double inoculation? Comment M. Sirus Pirondi s'est-il assuré que les choses s'étaient passées différemment?

M. Richet comprend très bien l'explication de l'auteur. Si la fourchette d'ailleurs se prend plus facilement que les autres points du vagin ou de la vulve, c'est que dans ce point les éraillures, les excoriations sont très fréquentes.

M. Richet s'étonne encore de voir admettre la fréquence aussi grande des chancres du col; pour sa part, il n'a rencontré que cinq chancres inoculables, quoiqu'il ait eu le soin d'inoculer un très grand nombre d'ulcérations du col chez des femmes affectées de chancres extérieurs.

M. Verneuil fait remarquer que le procédé que M. Sirus Pirondi préconise pour l'opération du phimosis est très connu, très ancien, et que pour sa part il l'a vu mettre en usage depuis qu'il a commencé ses études. Quant au procédé adopté par M. Richet, l'opération qui consiste à couper le prépuce, comme dans la circoncision, et à renverser la muqueuse n'est-elle pas préférable?

M. Richet répond que sa manière de faire est beaucoup plus expéditive.

A la suite de cette discussion, la Société de chirurgie vote sur les conclusions du rapport de M. Richet, et M. le docteur Pirondi est nommé membre correspondant à une grande majorité.

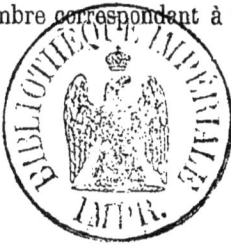

EXPOSÉ DES TITRES SCIENTIFIQUES

DE M. LE DOCTEUR SIRUS PIRONDI

A L'APPUI DE SA CANDIDATURE.

————

1° De la tumeur blanche du genou, etc., etc. 2ᵉ édition. Paris, 1836. Contrefaçon belge; Bruxelles, 1837.

2° Mémoire sur les rétrécissements de l'urètre. (*Gazette médicale de Paris*, 1833.)

3° Note sur une nouvelle sonde pour servir à l'injection du canal nasal. (*Gazette médicale de Paris*, 1835.)

4° Six mois de séjour en Angleterre. Volume in-8°, 1838.

5° Traduction de Rasori. 2 volumes. Paris, 1839.

6° Mémoire sur le proto-iodure de fer, et son emploi dans les maladies des os. 1841.

7° Mémoire sur les heureux effets de l'acétate de plomb contre l'hémoptysie. 1842.

8° Mémoire sur la limaille d'étain proposée comme nouveau verricide. 1844.

9° Études sur les eaux minérales thermales sulfureuses. 1844.

10° Des heureux effets de la gomme-gutte dans le traitement des ulcères des jambes. 1845.

11° De la mode et de ses effets au point de vue médical. 1845.

12° Rapport sur la question quarantenaire présentée au congrès de France. 1846.

13° Une visite aux hôpitaux de Turin. 1847.

14° Examen de quelques préceptes religieux au point de vue de l'hygiène. 1847.

15° De l'accouchement provoqué prématurément. 1849.

16° Rapport sur mon service chirurgical à l'Hôtel-Dieu. 1850.

17° Études ophthalmologiques. Montpellier, 1852.

18° Des maladies qui ont régné à Marseille pendant l'année 1853.

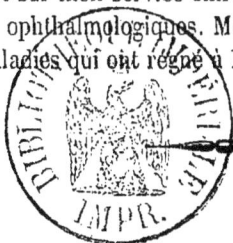

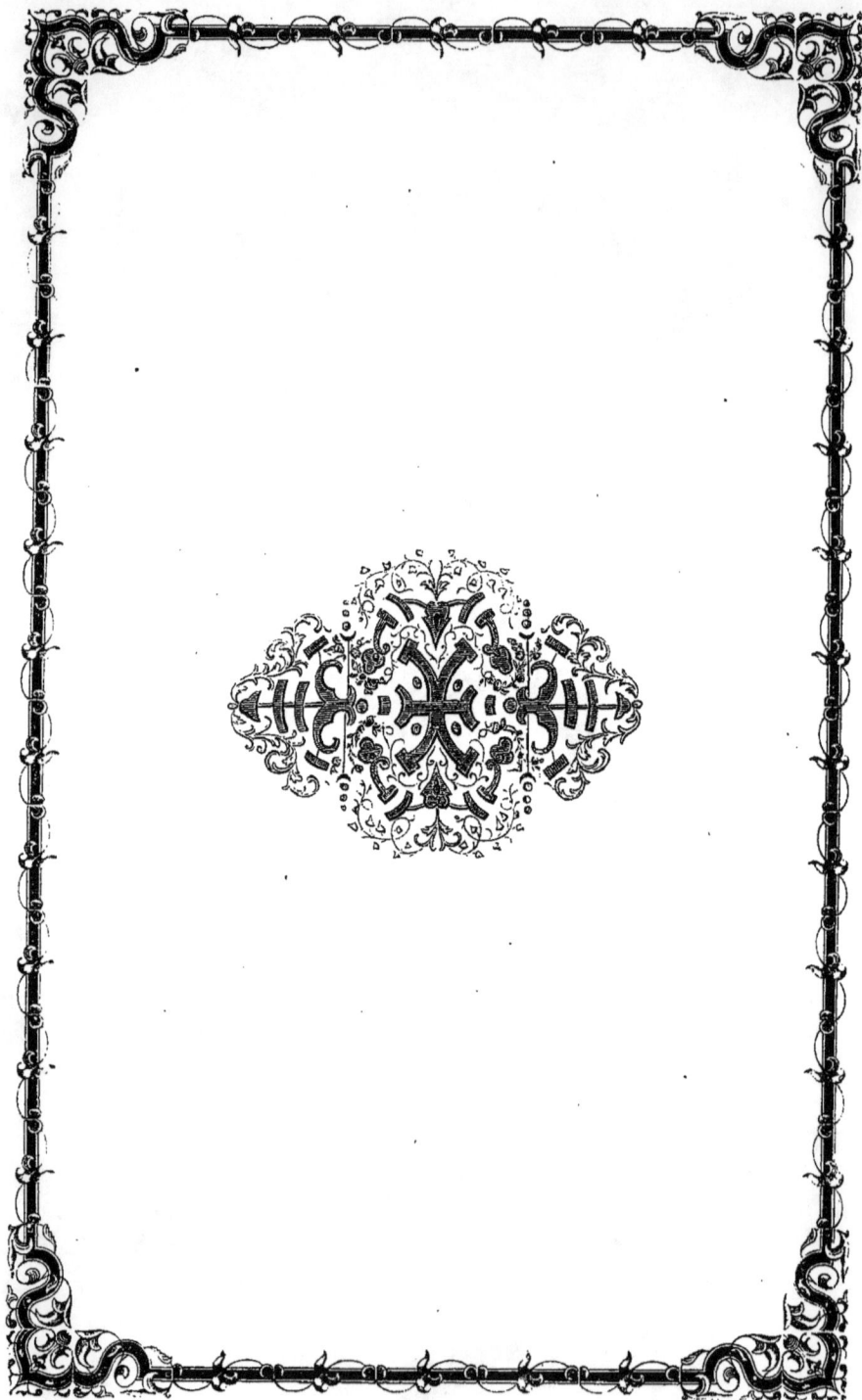

www.ingramcontent.com/pod-product-compliance
Lightning Source LLC
Chambersburg PA
CBHW070832210326
41520CB00011B/2226